AF503672

# ESSAI

SUR

# LA SURDITÉ,

LES MALADIES DE L'OREILLE,

ET

LES REMÈDES CONVENABLES POUR CES AFFECTIONS,

Par le Docteur ***,

MÉDECIN ITALIEN, MEMBRE DE PLUSIEURS ACADÉMIES ET AUTRES SOCIÉTÉS MÉDICO-CHIRURGICALES, ET MÉDECIN HONORAIRE DE S. M. L'ARCHIDUCHESSE IMPÉRIALE MARIE-LOUISE, DUCHESSE DE PARME, EX-IMPÉRATRICE DES FRANÇAIS.



PARIS.

VILLERET ET Cie, LIBRAIRES,

RUE DE L'ÉCOLE DE MÉDECINE, N° 13.

1829.

# INTRODUCTION.

Pour apprécier la perte de l'ouïe, ainsi que de tout autre sens, il faut en être privé, ou considérer attentivement le sort de celui qui a ce malheur.

Un organe aussi précieux et aussi utile à la perfection de notre être que celui de l'ouïe, mérite bien que l'on déploye toutes les ressources de l'art pour le conserver, pour le rétablir dans son état normal ou pour combattre les maux qui peuvent altérer son intégrité.

Si la vue est nécessaire à l'homme[1], l'ouïe ne lui est pas moins utile.

La vue peut bien nous faire apercevoir les objets qui se présentent devant nous, et nous faire éviter leur atteinte lorsque nous les jugeons nuisibles à notre individu; mais outre que nous ne pouvons voir de tous les côtés à la fois, les ténèbres nous rendent l'usage des yeux tout-à-fait inutile.

L'ouïe est alors le sens qui veille à notre conservation ; elle nous avertit non-seulement de tout ce qui est en mouvement autour de nous, mais encore de tout ce qui fait du bruit loin de nous.

---

(1) Lechevin, *prix de l'Académie royale de chirurgie.*

Si de si grands avantages sont dus à l'oreille, son importance, lorsqu'elle est saine, lui donne donc des droits à tous les secours de l'art, dans ses maladies.

La surdité congéniale, de naissance, accompagne toujours le mutisme. Elle prive celui qui a le malheur d'en être affligé, du commerce mutuel ou réciproque des idées; et jamais sa faible raison ne peut se perfectionner tant qu'il restera en cet état. Il est vrai que celui qui en est atteint, est moins malheureux que celui qui en a déjà joui; il ne peut connaître cette privation, n'ayant pas connu son utilité : *ignoti nulla cupido.* C'est au chirurgien à redresser, dans ce cas, l'erreur de la nature : c'est à lui qu'il appartient de donner, par un double miracle, l'ouïe et la parole à un être animé, qui, privé de ces deux fonctions, eût à peine, dans la société, mérité le nom d'homme [1].

Cette affection apporte un obstacle insurmontable au développement des facultés intellectuelles, cette noble prérogative de l'espèce humaine.

Celui qui pourra rétablir ce sens, soit par une opération, soit par un traitement médical, aura bien mérité de l'humanité.

L'auteur de cet Essai espère avoir,

---

(1) Lechevin, *op. cit.*

en partie, rempli cette pénible tâche [1]. Des études spéciales sur cet organe, des voyages de plus vingt-cinq années, dans presque toute l'Europe, une partie de l'Afrique et de l'Asie, lui ont permis un grand nombre d'expériences. L'emploi de différens remèdes, pour diverses affections de l'oreille, de nombreuses opérations sur la classe indigente l'ont enfin conduit à des succès et à des guérisons vraiment incompréhensibles : c'est la plus douce récompense que puisse désirer un ami de l'humanité.

---

(1) Ce fut pour soulager l'auteur de mes jours que je me livrai à de pénibles recherches, que je fis de nombreux essais, qui furent à la fin couronnés du plus grand succès.

# ESSAI

# SUR LA SURDITE.

Les maladies et les causes qui attaquent l'organe de l'ouïe, sont très-nombreuses, et ces dernières sont très-obscures pour la plupart. On en découvre tous les jours de nouvelles, concernant les premières. Elles ont été fort peu observées, sans doute à cause des difficultés que l'on rencontre pour mettre à découvert les parties internes les plus importantes de l'oreille, et rendent par là l'étude de cet organe souvent très-difficile. Peut-être même l'anatomie n'est-elle pas complète sur ce point, et ignorons-nous encore les fonctions de certaines parties dont nous connaissons d'ailleurs la nature. On n'a pas en général assez d'occasions de disséquer l'organe de l'ouïe dans l'état pathologique, de sorte que, lorsqu'on est consulté par des personnes qui portent quelques traces d'altérations, il est difficile d'en tirer des conséquences pratiques. Les physiologistes les plus distingués ne peuvent apprécier quelle fonction particulière est dévolue à chacune des parties qui constituent l'appareil de l'ouïe.

Avouons franchement qu'on est bien arriéré dans la connaissance exacte de ce sens ; malgré de nouvelles découvertes, la nosographie, et la thérapeutique des maladies de l'oreille interne, sont encore loin d'avoir atteint le degré d'avancement auquel elles sont susceptibles de parvenir. Nonobstant les recherches qui ont été faites dans ces derniers temps par des hommes d'une instruction rare, tels que *Cotugni*, *Meckel*, *Scarpa*, *Companetti*, et *Tutti Quanti*, il existe encore bien des difficultés à vaincre et une ample moisson à faire. Que l'on ne soit donc pas étonné, en considérant ces entraves, du petit nombre de médecins qui se sont appliqués à cultiver cette partie de l'art de guérir, et du peu de progrès qu'a fait la thérapeutique sur les maladies de l'oreille. De plus, les personnes affectées de surdité veulent des changemens prompts dans leur état, sans s'inquiéter si les organes qui composent l'audition sont difficiles à observer, si les maladies sont longues et rebelles au traitement. On a proposé et exécuté différentes opérations pour rétablir l'ouïe, mais jusqu'à nos jours on a peu réussi, et beaucoup de personnes d'ailleurs ne veulent pas s'y soumettre.

Mais toutes les affections qui attaquent les oreilles, ne réclament pas absolument l'opération; le plus grand nombre sont susceptibles de céder à des remèdes, il est vrai peu connus, par la raison que nous venons d'indiquer, mais qui ne peuvent être douteux quand ils sont employés avec un traitement bien dirigé ; et aucun médecin impartial ne révoquera en doute des guérisons de surdité, réputées très-souvent incurables. Nous pourrions citer pour témoignage un grand nombre de médecins, qui nous ont écrit les succès qu'ils ont obtenus sur des surdités qui dataient depuis longues années, en administrant notre remède. Le même résultat a eu lieu sur des sourds de naissance. On a le préjugé que celles-ci sont incurables ; tellement qu'on ne daigne pas seulement consulter, pour tenter quelques remèdes. Cependant il en existe qu'on peut essayer sans inconvéniens et très-souvent avec succès, du moins quand on emploie des remèdes pharmaceutiques; s'ils n'apportent aucun changement dans la surdité, il n'en résulte rien de fâcheux ni pour le patient, ni pour le médecin. Je puis assurer que l'expérience de l'emploi de ce remède a toujours réussi, soit en rendant en totalité ou en partie l'ouïe perdue depuis longues années; surtout quand ce remède a été combiné et employé avec un traitement intérieur. Quand on exagère les succès, on perd le droit d'être cru sur parole, on ôte la confiance à celui qui en aurait besoin : aussi nous avertissons que nous n'avons nullement la prétention de guérir avec ce remède toutes sortes de surdités; mais si elles ne sont pas détruites, elles seront soulagées, en combattant la cause générale. Ce sera au médecin de la maison à combiner et à diriger un traitement interne d'après la cause primitive. A la verité le diagnostie de la surdité est d'autant plus difficile à saisir, que la cause est cachée et profonde. La sagacité à interroger le malade, nous découvre assez souvent ces affections, restées couvertes d'un voile très-épais. Jusqu'à ce jour, le pronostic a présenté les mêmes difficultés; on ne peut le porter dans le cas que nous venons de déterminer, que d'une manière conjecturale.

Plus de six cents observations recueillies en France, et tout récemment communiquées par des médecins dignes de foi, pouvaient être placées ici; mais quelques-unes suffiront pour donner une idée de la vertu de cette mixture italienne, pour différentes surdités même de naissance. Les gazettes tant nationales qu'étrangères ont cité un grand nombre de ces guérisons.

## OBSERVATIONS.

### Otite externe, bourdonnement d'oreille.

Le nommé Thien, des environs d'Yvetot, âgé de 62 ans, d'un tempérament sanguin bien prononcé, se plaignait d'un bourdonnement d'oreilles qui lui occasionnait une demi-surdité, surtout après ses repas ou lorsqu'il avait fait un ouvrage un peu fatigant; il fit usage pendant trois semaines de la mixture italienne, en lotions et injections, bains de pieds, saignées, vomitifs, purgatifs . Il se trouva débarrassé de son affection dans l'espace d'un mois.

### Surdité par métastase dartreuse.

La fille Valet, de Rouen, âgé de 30 ans, portait une dartre sur le cou, du côté droit, depuis son enfance. Elle fut traitée vers l'âge de 19 ans, par un topique que lui donna un homme étranger à l'art de guérir ; la dartre disparut ; mais quelque temps après elle sentit des maux de tête, avec un bourdonnement dans les oreilles, qui augmenta de plus en plus avec dureté de l'ouïe. Un an après elle était complètement sourde. L'usage de la mixture, un traitement dépuratif approprié et un séton à la nuque lui firent recouvrer peu à peu l'ouïe ; mais il lui resta un bourdonnement.

Surdité causée par un épaississement de la membrane du tympan.

Boniface Contravel, près d'Allonville, âgé de 42 ans, totalement sourd. Cette affection a été la suite d'une fièvre cérébrale. L'usage, pendant deux mois, de la mixture a eu seul un succès complet.

Surdité. Cause inconnue.

Le nommé Cantré, âgé de 39 ans, d'une surdité dont la cause était inconnue, après avoir essayé beaucoup de remèdes, fit usage de la mixture ; quelle fut sa surprise, un jour, vers la quatrième semaine, d'entendre comme un coup reçu sur l'oreille gauche, et de sentir l'organe auditif rétabli. Mais sa surprise et le plaisir qu'il éprouvait se changèrent en tristesse, quand, en se faisant injecter, le liquide passa par l'arrière-bouche dans la gorge. Un médecin qu'il interrogea le rassura en lui disant qu'il y avait rupture de la membrane du tympan, mais que ce léger inconvénient n'était nullement dangereux, et que très-souvent on pratiquait exprès en partie la perforation de cette membrane pour rétablir l'ouïe ; il s'en consola aisément lorsqu'il eut surtout parfaitement recouvré l'ouïe de ce côté, sans aucun changement de l'autre.

### Surdité complète depuis 27 ans.

Bellon, d'Orléans, était tellement sourd depuis 27 ans, qu'un coup de canon ne lui produisait aucune sensation sur l'organe auditif : l'usage de la mixture et un séton à la nuque ont rétabli l'ouïe de manière à lui faire entendre le timbre d'une montre à répétition, à vingt-cinq pieds. Le traitement dura deux mois. Le journal d'Orléans a cité cette brillante guérison.

Engouement du conduit auditif externe.

La veuve Charles, de Joué près Tours, âgée de 66 ans, était extrêmement sourde depuis 15 ans ; personne ne pouvait la faire comprendre : l'usage de la mixture a fait un tel effet, que le douzième jour elle commença à entendre parfaitement ; la continuation de la mixture en injection pendant un mois, procura un succès complet.

Surdité par cause vénérienne.

Madame ***, ayant eu le malheur d'être atteinte d'une affection siphylitique, fut traitée avec des frictions mercurielles et la liqueur de Van Sviéten, de manière qu'à mesure que la guérison de cette affection s'accomplissait, l'ouïe devenait dure au point que, le sixième mois, elle se trouva complétement sourde : l'usage de la mixture et un traitement bien dirigé ont obtenu un succès inattendu.

Surdité par cause cérumineuse.

Le nommé Sabatier, Mathurin, d'Avon, près de Chinon, âgé de 66 ans, était sourd depuis bien long-temps; les injections et l'application de la mixture firent sortir de ses oreilles de gros tampons cérumineux mêlés de petits poils, et lui rétablirent l'ouïe dans peu de jours.

## MANIÈRE DE FAIRE USAGE DE LA MIXTURE ORGAN-ACOUSTIQUE, OU PANACÉE POUR LA SURDITÉ ET LES MALADIES DE L'OREILLE.

Tous les soirs étant couché sur le côté, on laissera tomber quelques gouttes du remède [1] dans le conduit auditif externe de l'oreille; on la bouchera avec un peu de coton. On en fera autant si l'affection existe à l'autre. Le matin, on ôtera le coton et on injectera le conduit avec un peu d'eau tiède, pour entraîner au dehors des matières, s'il en existait, que le remède aura dissoutes dans la journée. On introduira à l'entrée du conduit un peu de coton, pour empêcher l'accès à l'air, l'organe étant devenu sensible, par la pénétration plus facile sur le tympan. Il est très-essentiel de faire observer qu'on doit combiner un traitement interne ou externe

(1) On secouera la bouteille toutes les fois qu'on fera usage de la mixture italienne.

dans certaines affections de l'oreille. Voici les cas où il manque rarement son effet.

Dans un écoulement de pus, *otite chronique externe*, ayant pour cause des abcès, ulcères, ou accumulation de matières muqueuses, cérumineuses, vers, ou autres insectes qui obstruent le conduit auditif; quand il existe un relâchement de la membrane du tympan, produit par l'humidité jointe au vent du sud ou autres causes; dans la tension, épaississement, endurcissement de cette membrane, comme cela arrive dans la vieillesse, *surdité senile*.

Dans l'état d'inflammation, *otite aiguë*, pléthore, congestion sanguine; dans *l'otalgie*, douleurs à l'oreille, exaltation, dépravation, anomalies de l'ouïe; enfin par des causes métastatiques et tant d'autres affections morbifiques, dont l'organe de l'ouïe peut être attaqué. Ce traitement sera dirigé par un médecin dont la sagacité ajoutera les remèdes convenables, selon les circonstances.

On ajoutera, à la mixture, des émolliens en cas d'inflammation aiguë, les saignées générales et locales, en appliquant les sangsues à l'anus et derrière les oreilles; les ventouses scarifiées, les pédiluves sinapismés, ne seront pas négligés, les vomitifs, en cas d'embarras gastriques, et les purgatifs drastiques après les saignées abondantes. Dans l'état chronique, relâchement de la membrane du tympan, les astringens et toniques; les lotions avec la mixture, mêler quelques gouttes à la décoction de quinquina, d'écorce de chêne, de granadier, l'eau de Cologne, de menthe, ayant une vertu astringente qui tanera pour ainsi dire la membrane du tympan. Les revulsifs et dérivatifs produisent un excellent effet dans toutes sortes de *Caphoses*; ainsi le mona, la pommade stibiée, ammoniacale, surtout le séton à la nuque, sont des auxiliaires indispensables.

Si ces remèdes ne réussissent pas dans les affections où on les applique, c'est très-souvent la faute de la non persévérance et du peu d'exactitude dans son emploi; aussi si on guérit, on attribue presque toujours la cure à la nature; en cas de non réussite, c'est au médecin.

Le dépôt de la mixture italienne est à Paris, chez M. PENTAGAIME, pharmacien, rue Neuve-Sainte-Croix, N° 12, chaussée d'Antin; et dans les chefs-lieux des départemens, les feuilles d'annonces indiquent les noms de ceux qui tiennent le dépôt.

Le prix de chaque fiole est de 10 francs; une seule peut quelquefois suffire, et rarement on en emploie plus de six.



IMPRIMERIE DE ERNEST LE SOURD, A ANGERS.

www.ingramcontent.com/pod-product-compliance
Ingram Content Group UK Ltd.
Pitfield, Milton Keynes, MK11 3LW, UK
UKHW021154230726
13926UKWH00001B/98